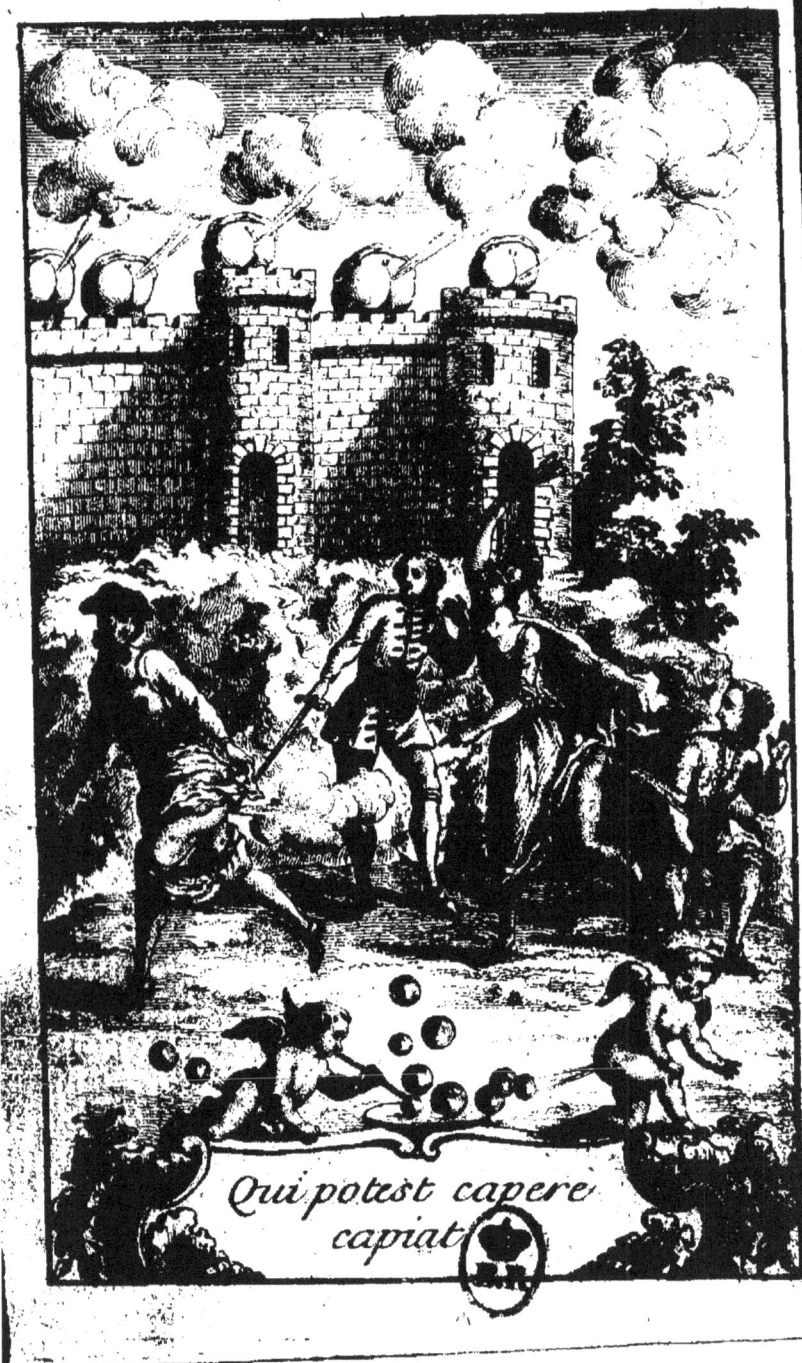

Qui potest capere
capiat

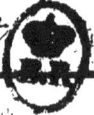

L'ART
DE PETER,
ESSAY
THÉORI-PHYSIQUE
ET MÉTHODIQUE.

Et crepitus multos, nequiens erumpere perdit,
Et salvat pleno quando dat ore virum :
Ergo si servat fugiens, jugulatve retentus,
Omnibus hunc Medicis quis neget esse parem ?

Vinc. Obsop.

(par Hurtault, maître de pension).

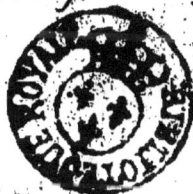

EN WESTPHALIE,
Chez FLORENT-Q., rue Pet-en-
Gueule, au Soufflet.

M. DCC. LI.

A LEURS EXCELLENCES

MESSEIGNEURS

CARNAVAL

ET

CARÊME PRENANT.

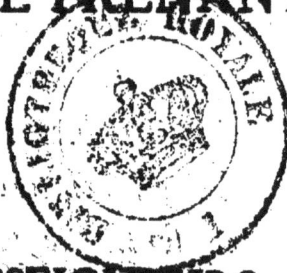

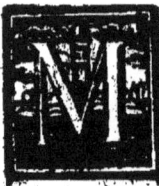

MESSEIGNEURS,

SOUS quels auspices mieux que sous ceux de VOS EXCEL-LENCES *pouvoit paroître l'Art de*

A ij

Peter ? Et qu'est-il besoin d'exposer ici les raisons que j'ai de vous
l'offrir ? Le Public les sçait déja
toutes ; il sçait que cet Ouvrage
a été entrepris & composé avec
otre aveu , & que Carnaval &
Carême-prenant doivent s'intéres-
ser au sort d'un Livre , qui servira à son Auteur de Voiture dans
la route de l'immortalité. D'ailleurs bien capables vous-mêmes de
le produire , qui seroit plus capa-
ble d'en sentir le prix que VOS
EXCELLENCES.

Je devrois faire ici votre Éloge
& célébrer votre origine , qui va
se perdre dans les siécles dont on
ne se souvient plus ; je parcourrois
ensuite l'histoire de vos Illustres

Ayeuls ; je passerois enfin à vos
Vertus & à vos Talens qui ont
mérité de passer en proverbe ; mais
la connoissance que j'ai de ma mal-
adresse & la peur que j'aurois de
casser les Nés de VOS EXCELLEN-
CES à coups d'encensoir, ne me
permettent pas d'en courir les ris-
ques à la tête d'un Ouvrage où
vous aurez souvent besoin de ce
précieux Organe :

Je suis avec un profond respect
& un dévoyement continuel,

MESSEIGNEURS,

DE VOS EXCELLENCES,

Le très-humble & très-
obéissant Serviteur ****.

A iij

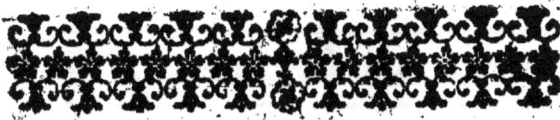

AVIS
AU LECTEUR.

IL est honteux, Lecteur, que depuis le temps que vous petez, vous ne sçachiez pas encore comment vous le faites, & comment vous devez le faire.

On s'imagine communément que les Pets ne diffèrent que du petit au grand, & qu'au fond ils sont tous de même espéce : Erreur grossiére.

Cette matiére que je vous offre aujourd'hui analysée avec toute l'exactitude possible avoit été extrêmement négligée jusqu'à présent, non pas qu'on la jugeat indigne d'être maniée , mais parce qu'on ne l'estimoit pas susceptible d'une certaine méthode & de nouvelles découvertes : On se trompoit.

A iiij

Peter eft un Art , &
par conféquent une chofe
utile à la vie , comme difent Lucien , Hermogéne ,
Quintilien , &c. Il eft en
effet plus effentiel qu'on
ne penfe ordinairement de
fçavoir peter à propos.

Un Pet qui pour fortir a fait un vain
effort ,

Dans les flancs déchirés reportant fa
furie ,

Souvent caufe la mort

D'un mortel conftipé qui touche au fom-
bre bord ,

Un Pet à temps lâché pourroit sauver la vie.

Enfin on peut peter avec régle & avec goût, comme je vous le ferai sentir dans toute la suite de cet Ouvrage.

Je ne balance donc pas à faire part au Public de mes recherches & de mes découvertes, sur un Art sur lequel il ne trouvera rien de satisfaisant dans les plus amples Dictionnaires;

& en effet , il n'y eſt pas
même queſtion (choſe in-
croyable) de la Nomencla-
ture de l'Art dont je préſente aujourd'hui les prin-
cipes aux Curieux.

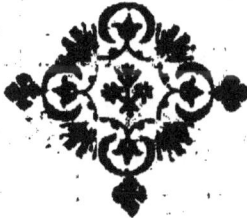

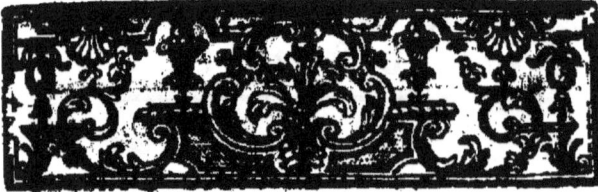

L'ART DE PETER

EXORDE PERIODIQUE

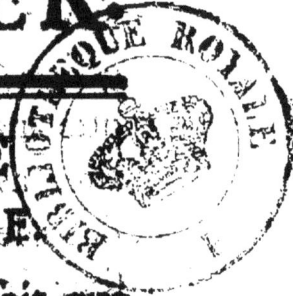

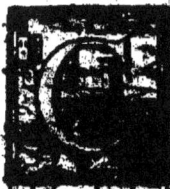

Omme ainfi foit que Marc-Tulle-Ciceron ait repris, repréhende, admonefté, blâmé & vituperé Panærius (*Offic.* 1.) de s'embernet jufqu'au nés dans la matiéte fans la définir, & fans faire fentir à fes Auditeurs ce dont eft

question ; comme ainfi foit auffi que cet inimitable Orateur
ait dans le même Livre des offices , oublié auffitôt lui-même
un Confeil fi fage , fi prudent , fi
falutaire & fi bien placé ; nous
qui voulons éviter les reproches
que nous pourrions nous at-
tirer avec juftice , en tombant
dans le même défaut , & pro-
fiter de l'avis , des remontran-
ces & des leçons de l'Orateur
Romain , nous ne traiterons
pas méthodiquement du Pet
qu'au préalable nous n'en ayons
donné une définition auten-
tique.

que ôno come , ne s'oncume que
e celui qu'on lâche avec enorme

DÉFINITION
DU PET.

LE PET que les Grecs nomment πορδη, en ancien Saxon *Purten* ou *Furten*, en haut Allemand *Fartzen*, en Anglois *Fart*, est un composé de Vents qui sortent tantôt avec bruit & tantôt sans en faire *.

Il y a néanmoins des Auteurs assez téméraires pour soutenir avec une arrogante opiniatreté que le mot *Pet* proprement pris, c. a. d. dans son

---

* Calepin & tous les autres Dictionnaires qu'on a faits & qu'on fera

fens naturel , ne s'entend que
de celui qu'on lâche avec bruit,
fondés en cela fur ce vers d'Horace :

Nam difplofa fonat quantum vefica pepedi.

Sat. 8.

J'ai peté , dit-il , avec autant de
tintammare que pourroit en
faire une veffie bien tendue.

Mais qui ne fent pas qu'Horace dans ce vers a pris le mot
pedere , peter , dans un fens gé-
nérique ? Autrement il fau-
droit imputer à ce Poëte excellent & concis un défaut de
Tautologie * & de fuperfluité;

---

* Répétition de la même chofe en d'autres termes.

défaut dans lequel ce grand
homme *naso domatus adunco*,
n'avoit garde de tomber. En
effet qu'étoit-il besoin pour
faire entendre que le mot *pedere* signifioit un son clair, de
se restraindre à expliquer l'es-
pèce du Pet qui éclate en sor-
tant.

Le *Pet* est donc en général
un vent renfermé dans le bas
ventre, causé, comme les Médecins le prétendent, par le dé-
bordement d'une pituite attiédie qu'une chaleur foible a dé-
tachée sans la dissoudre ; ou
produite, selon les paysans &
le vulgaire, par l'usage de
quelques ingrédiens venteux &

d'alimens de même nature. Cet être se manifeste ordinairement par l'*anus*, soit par un éclat ou fans éclat : tantôt la nature le chaffe fans efforts, & tantôt l'on invoque le fecours de l'art, qui, à l'aide de cette même nature, lui procure une naiffance aifée, caufe de la délectation, & fouvent même de la volupté ; c'eft ce qui a donné lieu au proverbe, que

Pour vivre fain & longuement
Il faut donner à fon Cû vent.

PETIT COROLLAIRE.

Il n'y a point de doute, que fuivant les régles les plus faines de

de la Philosophie la plus au-
ftére, cette définition ne foit
parfaite. En effet *conftat gene-*
re, materiâ & differentiâ. Or
avant de mettre le nés dans
fes efpéces, il eft néceffaire
de prouver que les vents font
engendrés par la pituite & les
alimens flatueux, qui ne font
qu'un peu atténués. C'eft ce
que nous allons faire.

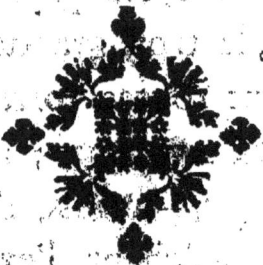

B

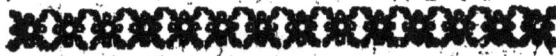

CHAPITRE PREMIER.

Extraction ou formation du Pet.

Nous avons dit qu'il étoit nécessaire que la matiére du Pet soit attiédie & legérement atténuée ; nous allons le soutenir & avec fondement.

Car de même qu'il ne pleut jamais dans les pays les plus chauds, la trop grande chaleur absorbant toutes sortes de fumées & de vapeurs ; ni même dans les pays-froids, l'exceſſive gelée empêchant l'exhalation des fumées; mais qu'au contrai-

re il pleut dans les Régions
moyennes & temperées (comme Bodin , Scaliger & Cardan
l'ont très-bien & très élégamment remarqué) de même aussi
la chaleur , lorsqu'elle est ex-
cessive ; broye non seulement &
attenuë les alimens , mais encore dissoud & consume toutes les
vapeurs , ce que le froid ne peut
pas faire , & ce qui l'empêche
conséquemment de produire la
moindre fumée ; mais la Chaleur n'attenuë que légérement
lorsqu'elle n'est pas assez forte &
qu'elle ne peut faire une Cuis-
son parfaite. Alors la pituite du
ventricule & des intestins en-
gendre beaucoup de vents qui se

B ij

forment encore en plus grande quantité si les alimens sont naturellement flatueux, parce que n'étant digérés que par une chaleur médiocre, ils causent des fumées trop épaisses & trop embarrassantes. On sentira cela plus nettement par la comparaison du Printemps & de l'Automne avec l'Eté & l'Hiver, & par la distillation où il n'est question que d'une chaleur ou d'un feu très modique.

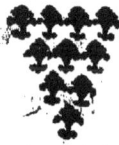

CHAPITRE TROISIÉME.

Différence du Pet & du Rot, &
démonstration parfaite de la
définition du Pet.

Nous difons donc dans la
définition que le Pet fort par
l'anus, en quoi il différe du
Rot ou *Rapport Efpagnol*, qui,
quoique formé de la même
matiére, mais dans l'eftomac,
s'échappe par en haut, à caufe
du voifinage de l'iffuë, de la
dureté & replétion du ventre
ou de quelques autres caufes
qui ne lui permettent pas de

prendre les voyes inférieures.

Il diffère encore des vents Coliquatifs & du murmure & gazouillement du ventre, qui font auffi des vents du même gente, qui, grondant dans les inteftins, tardent à fe manifef-ter & font comme le Prologue d'une Comédie, où les avant-coureurs d'une tempête pro-chaine. Les filles & les femmes qui fe ferrent étroitement pour fe dégager la taille, y font par-ticulièrement fujettes. Leur in-teftin que les Médecins appel-lent *Cæcum* eft, felon Fernel, fi flatueux & fi diftendu que les vents qui y font renfermés ne font pas un moindre combat

dans la capacité du ventre, que
n'en faifoient autrefois ceux
qui étoient retenus prifonniers
dans les montagnes d'Eolie. On
pourroit encore à leur faveur
entreprendre un voyage de long
cours, ou au moins en faire
tourner les moulins à vent.

Pour la preuve complette
de notre définition, il ne nous
refte plus qu'à parler de la caufe finale du *Pet*, qui eft tantôt
la fanté du Corps defirée par
la nature, & tantôt une certaine délectation ou plaifir procu-
ré par l'art ; mais nous remet-
tons à en traiter avec les effets ;
en attendant, il eft à propos
d'obferver, & même bon de

fentir ici que nous rejettons
toutes mauvaifes fins ; parce
que l'abus de quelque chofe ne
peut avoir place au nombre des
fins.

CHAPITRE TROISIÉME.

Divifion du Pet.

APRÈS avoir expliqué la nature & la caufe du Pet, il ne
nous refte plus qu'à procéder à
fa jufte divifion , & à examiner
fes efpéces différentes que nous
définirons enfuite & dont nous
donnerons les affections.

Réflexion

Réflexion Problématique.

Il s'éleve ici naturellement une question, & cette question est un vrai problême, la voici.

Comment procéder à la juste division d'un Pet, dira quelque curieux incrédule ? Faut-il le mésurer à l'aulne, au pied, à la pinte, au boisseau ? Car, *quæ sunt eadem uni tertio, sunt eadem inter se.* Non : voici la solution qu'en a donnée un excellent Chimiste, rien même de plus facile & de plus naturel. Enfoncez, dit-il, votre nez dans l'anus, la cloison du nez divisant l'anus également, vos narines formeront les bassins d'une espé-

C

ce de balance dont votre nez
servira alors. vous fentez de
la péfanteur en mefurant le Pet,
ce fera un figne qu'il faudra le
prendre au poids ; mais fi vous
le trouvez trop petit pour méri-
ter l'expérience, faites comme
les Gentils-hommes Verriers,
foufflez au moule tant qu'il
vous plaira, je veux dire jufqu'à ce qu'il ait acquis un vo-
lume raifonnable.

On divife donc les Pets
en *Voeuux* & en *Muets*, & on
foutient cette divifion beaucoup plus exacte que celles de
ces petits Grimauds de Gram-
mairiens qui divifent les Lettres
en Voyèles & en Confonnes,

& qui n'apperçoivent point le grand nombre de défauts que renferme une pareille dénomination. Ces Messieurs effleurent la matiére, mais faisonsla leur sentir & goûter telle qu'elle est.

Les Vocaux son proprement appellés *Pétards* du mot *péter*, parce qu'ils se manifestent par certaines espéces différentes de sons, comme si le bas ventre étoit rempli de Pétards. C'est le sentiment de Jodochus Willichius dans ses Théses du Pétard.

Or le Pétard n'est autre chose qu'un éclat engendré avec bruit par des vapeurs séches. Il

est *grand* ou *petit* selon la variété de ses causes ou de ses ad-
joints. Le Grand *pétard* est plei-
nement *vocal* ou vocal par ex-
cellence , & le *Petit* est appellé
semi-vocal,

Le Grand *Pet-pétard* ou *vocal
plein* , est celui qui se fait avec
grand bruit , tant à cause du
calibre qui est ample & spa-
tieux , (comme sont ceux des
Paysans) que par rapport à la
grande multitude de vents qui
sont produits ou par la grande
quantité d'alimens flatueux ,
ou par l'imbécillité de la chaleur naturelle du ventricule &
des intestins.

Pour faire mieux sentir cette

définition , & pour la prouver invinciblement , on peut faire ici la comparaison des canons, des groffes veffies, & des Péda-les, &c. & l'application en fera peut-être plus fenfible que la démonftration des Tonnerres, effayée par Ariftophanes ; par-ce que quiconque entreprend de démontrer un Pet doit fe fervir d'un moyen convenable palpable & connu.

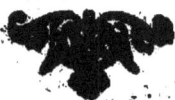

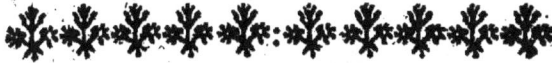

CHAPITRE QUATRIÉME,

A. B. C. des Pets.

OR ces Pets reſſemblent aux tonnerres, & ils ſont ſimples ou compoſés.

Les ſimples ſont ceux qui ne conſiſtent que dans un grand coup, ſeul & momentané. Priape les compare avec tout le bon ſens poſſible à des outres crevées, *nam diſploſa ſonat quantùm veſica pepedi.*

Ils ſe font lorſque la matiére eſt compoſée de parties homogénes, qu'elle eſt abondante,

que le trou par où elle fort eft
affez large ou affez diftendu &
que le fujet qui les pouffe eft
robufte & ne fait qu'un feul
effort.

Les compofés font ceux qui
confiftent dans plufieurs grands
coups , & qui ne fe font entendre qu'éclat par éclat ; qui reffemblent à des vents continuels
& qui partent l'un après l'autre
à peu près comme plufieurs
coups de fufils. On les nomme
Diphtongues & l'on foutient
qu'une perfonne d'une forte
conftitution en pourroit faire
une vingtaine tout d'un tire.

Raison tirée du bon sens.

Cela arrive lorsque l'orifice est bien large, la matiére copieuse, mais les parties inégales, & mêlées tout à la fois d'humeurs chaudes & tenuës, froides & épaisses; ou lorsque cette même matiére, ayant un foyer varié, est obligée de se répandre dans differentes parties des intestins. Alors elle ne peut-être résoute d'une seule fonte, ni se contenir dans les mêmes cellules des intestins, ni être chassée d'un seul effort; mais elle s'échappe éloquemment par des intervalles variés & inégaux, jusqu'à ce qu'il n'en reste plus;

c'eft pourquoi le fon fe fait en-
rendre quelquefois inégale-
ment, & articule des fyllabes
diphtonguées telles que *pa pa
pax , pa pa pa pax , pa pa pa pa
pax* , &c. (Ariftoph. in nubib.)

La caufe des dipthongues
peut-être placée dans l'anus ;
& cela toutes les fois que le
Pet par lui-même paroit ample,
moilleux & étoffé , & que la
matiére eft affez égale pour
produire un Pet fimple. On remarque , en effet , qu'après le
premier coup , échappé malgré
foi , l'anus ne fe renferme pas
toujours exactement (la matiére étant fouvent plus forte que
la nature).

Mais lorſque relativement à l'abondance de la matiére, & à *l'orgaſme*, le fondement s'ouvre derechef, & ſe referme enſuite un peu; le combat de la nature avec la matiére dure ordinairement juſqu'à ce que cette derniére ſoit tout-à-fait expulſée, ou que l'anus preſſé violemment, retienne les vents pour les rendre enſuite plus commodément & dans un temps plus avantageux. *Et pedit decieſque vicieſque.* Mart. Ep. liv. 2. Il pete dix, vingt fois.

On ſent parfaitement que c'eſt de ces Pets diphtongues dont parle Priape, & dont Horace fait une hiſtoire. Il racon-

te qu'un jour ce Dieu incivil
en fit un fi grand & fi bien ti-
ré, qu'il effaroucha un grand
nombre de Sorciéres qui s'oc-
cupoient alors à des enchante-
mens. En effet, il ne feroit pas
vraifemblable que fi ce n'eut
été qu'un *Pet fimple*, elles euf-
fent été éfrayées jufqu'au point
d'abandonner leurs fortiléges &
leurs ferpens, pour fe réfugier
à toutes jambes dans la ville.
Nous convenons encore que
Priape a pu d'abord lâcher un
Pet fimple mais avec grand éclat,
femblable à celui d'une veffie
tendue, & que ce bruit ayant
été auffitôt fuivi d'un diphtongue, aura épouvanté les Magi-

ciennes, & les aura contraintes
de prendre la fuite. Horace
dans la crainte d'être trop dif-
fus n'en dit mot, & il s'est tû
parce qu'il ne soupçonnoit personne d'en être informé. Nous
avons fait cette petite annota-
tion parce qu'elle nous a paru
nécessaire, & convenir à l'ob-
scurité & à la difficulté du
passage : nous n'en voulons pas
dire davantage, ni disputer
avec qui que ce soit.

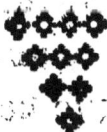

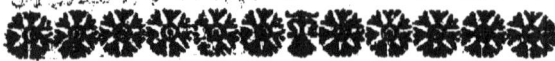

CHAPITRE CINQUIÉME.

Malheurs & accidens causés par les Pets diphtongues.

LEs Pets diphtongues de cette derniére espéce, qui s'échappent surtout lorsque le ventre est rempli de raves, d'ails, de pois, de fèves, de navets & d'autres alimens venteux, ingrédiens capables de procurer un son clair, & successif, courts par intervalle; sont des Pets si terribles qu'ils peuvent faire mourir les poulets dans les œufs, tuer le fœtus dans les

entrailles de la mere, & faire
prendre la fuite au Diable même. Entre plusieurs Histoires
qu'on lit à ce sujet, je vais en
rapporter une dont la vérité est
constante.

HISTOIRE

D'un Pet qui fit enfuir le Diable
& le rendit bien sot.

UN homme que le Diable
tourmentoit depuis long-temps
afin qu'il se donnât à lui, ne
put résister aux persécutions de
ce malin esprit, & il y consentit,
mais sous trois conditions qu'il
entreprit de lui proposer sur le

champ. 1°. Il lui demanda une
grande quantité d'or & d'ar-
gent, le Diable lui en apporta
tant qu'il voulut. 2°. il éxigea
qu'il le rendit invifible, le Diable lui en enfeigna les moyens.
Enfin étant fort embarraffé de
ce qu'il lui propoferoit pour
la troifiéme condition, & vou-
lant mettre le Diable dans l'im-
poffibilité de la lui accorder,
comme fon génie ne lui four-
niffoit rien, il fut faifi d'une
peur exceffive, & cette peur le
fervit par hazard fort heureufe-
ment. On rapporte, que, dans
ce moment critique il lui échap-
pa un Pet diphtongue, dont le
tapage reffembloit à celui d'une

décharge de moufqueterie ; &
faififfant avec jugement cette
occafion , il dit au Diable , *en-*
file fi tu peux ce Pet , & je fuis à
toi , mais le Diable ne le put faire , quoiqu'il prefentât d'un côté
le trou de l'aiguille & qu'il tirât
de l'autre à belle dents ; épouvanté d'ailleurs par l'effroyable
tintammarre de ce Pet que l'e-
cho d'alentour avoit rédupli-
qué , confus & plus que forcené
de fe voir pris pour dupe il s'en-
fuit avec viteffe , & délivra de
la forte ce malheureux du dan-
ger preffant qu'il courroit.

MAISONS

MAISONS

*Délivrées des Diables par la mé-
diation des Pets diphtongues.*

RAISONS ET AXIOMES.

NOus lifons encore dans les
mêmes livres, les hiftoires d'u-
ne infinité de maifons délivrées
de la poffeffion des Diables par
le fecours de ces Pets diphtongues, & nous ne connoiffons
point d'autres raifons de cette
merveille, que celles que nous
en apprenons des proverbes ufi-
tés, qui difent que *l'Art eſt
trompé par l'art, la fourbe par*

D

la fourbe ; qu'un clou pouſſe l'au-
tre ; qu'une grande lumiére en
efface une petite , & que les téné-
bres , les odeurs , les ſons , &c. en
abſorbent d'autres moins conſidé-
rables.

Quoique le Pet diphtongue
ſoit aſſez terrible pour qu'on
puiſſe lui donner heureuſement
le nom de tonnerre ; on con-
vient toutes fois de ſa ſalubri-
té , & l'on en parlera dans la
ſuite. De-là le Proverbe Romain : *qu'un gros Pet vaut un ta-*
lent.

Ce Pet n'a pas ordinairement
de mauvaiſe odeur ; ſi ce n'eſt
qu'il ſe ſoit engendré quelque
pourriture dans les inteſtins par

le trop long féjour des vents
renfermés & couvés dedans ou
deffous un être mort, qui com-
mençoit à fe putréfier, ou à
moins que les alimens, eux mêmes n'ayent contracté une mau-
vaife odeur. J'en prends l'odorat le plus fin pour en faire le dif-
cernement ; le mien n'y réüffi-
roit pas, & le Lecteur n'eft
peut-être pas enrhumé du cerveau comme moi.

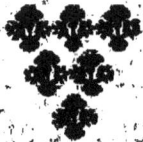

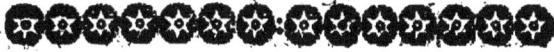

CHAPITRE SIXIÉME.

Le petit Pet ou le semi-vocal.

LE petit Pet ou le semi-vocal, est celui qui sort avec moins de fracas, soit à cause de l'embouchure ou de l'issuë trop étroite du canal par où il s'exprime (comme sont ceux des Demoiselles) soit à cause de la petite quantité de vents qui se trouvent renfermés dans les intestins. Ce Pet se divise en clair, moyen, & aspiré.

Pet de Demoiselle.

Le clair, eſt un Pet ſemi-vo-
cal ou petit Pet, compoſé d'u-
ne matiére ſéche & deliée qui
ſe portant avec douceur le long
du canal de ſortie qui eſt fort
étroit, ſouffleroit à peine une
paille. On l'appelle vulgairement *Pet de Demoiſelle.*

L'aſpiré, eſt un petit Pet ſemi-
vocal qui eſt compoſé d'une
matiére humide & obſcure.
Pour en donner l'idée & le
goût, je ne ſçaurois mieux le
comparer qu'à un pet d'oye.
Peu importe que le calibre qui
le produit ſoit large ou étroit,
ce Pet eſt ſi chétif qu'on ſent

bien qu'il n'eſt qu'un véritable avorton.

Le moyen tient en quelque ſorte un milieu juſte entre l'un & l'autre ; parce que la matiére dont il eſt compoſé étant de qualité & de quantité médiocre, & ſe trouvant bien digérée, ſort d'elle-même ſans le moindre effort, par l'orifice qui n'eſt pour lors ni trop ſerré ni trop ouvert.

Premier total & cauſes des Pets.

ON peut donc conclure de ce qu'on vient de dire, que la variété des ſons dans ces trois genres de Pets, de même que dans tous les autres, part de trois caufes principales; fçavoir, de la matiére du vent, de la nature du canal, & de la force du fujet.

1°. Plus la matiére du vent eft féche plus le fon du Pet eft clair; plus elle eft humide, plus il eft obfcur; plus elle eft égale & de même nature, plus il eft fimple; & plus elle eft hétérogéne, plus le Pet eft multi-fonore.

2°. Par rapport à la nature du canal. Plus il fera étroit, plus le fon fera aigu, & plus il fera large, plus le fon aura de gravité. La preuve réfulte de la déli-cateffe ou de la groffeur des

inteſtins, dont l'inanition ou
la plenitude fait beaucoup au
ſon.

Enfin, la troiſiéme cauſe de la
différence du ſon eſt, ſans con-
tredit, la vigueur & les forces
du ſujet ; car, plus la nature
eſt forte & vigoureuſe, plus le
bruit du Pet eſt grand, & par
conſequent c'eſt de la différence des cauſes que naît celles
des ſons. On le prouve facile-
ment par l'exemple des flûtes,
des trompettes & des flageolets:
une flute épaiſſe & large, donne
un ſon obſcur ; une flûte mince
& étroite, en rend un clair, & une
moyenne, en rend un mitoyen.
Que quelqu'un qui a le vent bon
                    embouche

embouche une trompette , il en
tirera infailliblement des sons
très-forts , & le contraire arri-
vera s'il a l'haleine foible &
courte. On tire donc des inftrumens à vent , tels que les flûtes , les flageolets , les cors de
chaffe &c. des conjectures très-
certaines fur les différens fons
des Pets , c. à. d. qu'on peut
par l'expérience de ces mêmes
inftrumens , rendre une raifon
jufte du fon perçant ou grave
qu'ils rendent lorfqu'on s'en
fert.

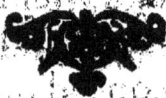

E

QUESTION MUSICALE.

CONCERT SINGULIER.

MAIS un sçavant Allemand a proposé ici une question fort difficile à résoudre : sçavoir s'il peut y avoir de la musique dans ces sortes de Pets ? On y répond résolutivement. Il y a certainement de la Musique dans les Pets diphtongues , non pas de cette Musique qui se rend par la voix ou par l'impulsion de quelque chose de sonore comme d'un violon , d'une guittarre , d'un clavecin &c ; mais de

celle qui se rend par le souffle,
tel, par exemple, que celui d'u-
ne trompette ou d'une flute.
Pour prouver ce que j'avance je
citerai l'exemple de deux petits
garçons qui s'amusoient à faire
de tems en tems un Concert
singulier, où j'assistai souvent
en qualité de compagnon de
chasse des acteurs. L'un donc
rendoit sur differens tons, tant
qu'il vouloit, & l'autre petoit
de même. Mais ce dernier pour
donner plus d'élégance à son
instrument, mettoit sur le plan-
cher d'une chambre haute, un
petit clayon à égoutter des fro-
mages, sur lequel il ajustoit
une feuille de papier, puis s'af-

seyant à nud & torfillant les
fesses il rendoit des fons organi-
ques de toutes les espéces. J'ose
avancer qu'un habile maître de
musique en auroit pû tirer des
notions originales & dignes d'ê-
tre transmises à la postérité &
inscrites au nombre des regles
de la composition. On les auroit
pû rediger aussi sur le mode dia-
tonique en observant d'y procéder par une dimension Pytha-
gorique.

NOTA.

Pour faire cette opération,
il est bon d'observer ce qui
suit. Le tempérament des per-
sonnes est un guide sûr. Par

exemple un corps rempli de
fumées subtiles , & un anus
étroit produisent des sons aigus ? au contraire des fumées
épaisses & un canal large pro-
créent des sons deux fois plus
graves. Quiconque n'a que
des vents secs ne rend que
des sons clairs , & celui qui
en a d'humides n'en produit
que d'obscurs. En un mot le bas
ventre est une espéce d'orgue
polyphtongue * , où l'on pourroit sans se gener beaucoup ,
trouver comme dans un maga-
sin , douze tropes ou modes de
sons.

* Qui rend plusieurs sons.

E iij

Raisonnement du dernier goût.

CEPENDANT il est bon de s'arrêter ici sur cet axiôme de Philosophie que *à sensibili in supremo gradu, destrui sensibile;* » c'est-à-dire , que ce qui est » trop sensible détruit son sen- » timent. « *Ergo* tout ce qui est modéré doit plaire , & non pas un son aussi fort & aussi bruyant que celui qui sort des cataractes de Chaffousse ou des montagnes d'Espagne , ou des sauts de Niagara ou de Mont-morenci dans le Canada , qui rendent les hommes sourds, & font avorter les femelles plu-

fieurs années avant qu'elles
foient grofles.

Ce fon cependant ne doit pas
être fi foible, qu'il fatigue l'oüie
de l'Auditeur qui fe prête pour
l'entendre. Il faut donc garder
foigneufement le milieu dans
les fons , comme dans toutes
autres chofes, ainfi que l'ordon-
ne, ou le confeille fort fage-
ment Horace : *Eft modus in re-*
bus funt certi denique fines ; quos
ultra citràque nequit confiftere
rectum.

Ainfi l'on prendra garde,
en affectant de donner des *fé-*
mitons , de diminuer les fons au
point qu'on ne les entende
point , ou de faire à l'unifon

plufieurs fons aigus ou graves,
qui rendroient la Mufique infi-
pide & défagréable. Il faut choi-
fir les modes, ne pas les employer indiftin&ement & n'ad-
mettre uniquement que ceux
qui fervent aux agrémens, comme font les modes *Lyxoleïdien*,
Hypolyxoleidien, Dorique & *Hy-*
podorique, & en les obfervant,
il fera aifé felon l'arrangement
qu'on leur donnera, de faire
un concert enchanteur & mira-
culeux.

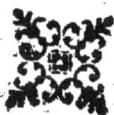

BELLE INVENTION

Pour faire entendre un Concert à un Sourd.

LE moyen de faire participer un sourd à un pareil Concert , est de lui faire prendre
une pipe à fumer dont il ap-
pliquera la tête à l'*anus* des
Concertans , & dont il tiendra
l'extrêmité du tuyau entre les
dents. De cette sorte , il saisira
par le bénéfice de contingence ,
tous les intervalles des sons
dans toute leur douceur & leur
étendue. *Cardan* , & *Baptiste*

Porta de Naples, nous en four-
niſſent un exemple ; mais ſi ce
Sourd , ou quelqu'autre que
ce ſoit , veut auſſi participer
au goût , il n'aura qu'à tirer
fortement ſon vent. Alors il
aura tout le plaiſir qu'il pourroit prétendre.

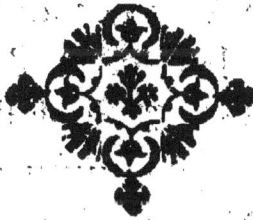

CHAPITRE SEPTIÉME.

Des Pets muets ou Vesses.

VENONS à préfent aux Pets
muets, vulgairement appellés
Vesses.

Ce font des efpéces de Pets
fans fon qui font engendrés d'u-
ne petite quantité de vents très-
humides. *Joseph Scaliger* dans
fon *Catullus* le démontre fort
élégamment.

Ces fortes de Pets font fecs
ou foireux. Les fecs font ceux
qui fortent fans bruit, & qui
n'entrainent point avec eux de

matiére épaiffe. Les foireux au
contraire , font compofés d'un
vent taciturne & obfcur , & em-
portent toujours avec eux un peu
de matiére liquide. Ils ont la vé-
locité d'une flêche ou d'un fou-
dre ; on en jugera aifément par
la chemife ou par l'odeur fétide
& infupportable qu'ils rendent ;
car fuivant la regle établie , la
liquide eft toujours certaine , &
la muette fait la fyllabe douteu-
fe ; témoin Jean Defpautere
qui dit : *Cum mutâ liquidam jun-*
gens in fyllabâ eâdem , ancipi-
tem pones vocalem quæ brevis
efto.

MALHEUR

Arrivé à un Diable qui hazarda un Pet dont il ne connoiſſoit point l'eſpéce.

JE vous raconterai à ce ſujet qu'un Diable voulut un jour lâcher un Pet, mais qu'il emberna ſes Culottes en ne faiſant qu'une veſſe foireuſe ; & maudiſſant la trahiſon de ſon derriere il s'écria avec indignation *Nuſquam tuta fides* ! Je ne m'y fierai plus de ma vie ! Ceux-là font donc très-bien qui craignant ces ſortes de veſſes, mettent leurs culottes bas , & le

vent leurs chemifes avant de
les lâcher. Je les appelle gens
fages, prudens & prévoyans.

Diagnoftic & pronoftic fur les Veffes foireufes.

IL y a cependant un juge-
ment à porter fur ces Pets liquides ; c'eft qu'ils font falutaires ;
& comme ils fortent fans faire
de bruit ils dénottent qu'il n'y
a pas beaucoup de vents. L'ex-
crément liquide qu'ils entraî-
nent donnent auffi fujet de croi-
re qu'il n'y a rien à appréhender.
Ils indiquent que la matiére
eft en maturité, & qu'il fait
bon de foulager les reins &

le ventre, felon cet axiôme

Maturum ftercus eft importabile pondus.

C'eft un lourd fardeau qu'une en-
vie démefurée d'aller à la felle :
envie qu'il faut fatisfaire au
plus vîte, fans quoi on feroit
une befogne du Diable. (voy.
plus haut.)

Voilà, quant à la forme
les principales divifions expli-
quées par la dichotomie, & autant bien qu'il a été poffible : fi
on n'a point obfervé cette figu-
re dans tous fes points, cela ne
doit pas paroître étonnant,
puifqu'un Philofophe avance en
plufieurs endroits d'un de fes
ouvrages, qu'il eft prefqu'im-

possible de l'employer de la forte, & que c'est souvent même une chose absurde (1. de part. Animal 6. Top.

SECTION AUXILIAIRE

o u

RÉDUCTION DES PETS

Pour ne pas tirer la matière trop en longueur.

QUOIQU'ON pourroit par rapport à la matière des vents, ou par rapport à leur cause efficiente, les diviser en vents engendrés par les Oignons, les Ails, les Raves, les Navets, les

les Choux , les Ragouts , les Poix les Féves , les Lentilles, les Haricots &c. & qu'eû égard à d'autres circonftances , on les diftingue encore en Pets affectés & en Pets involontaires ; on peut cependant les rapporter tous aux efpéces précédentes.

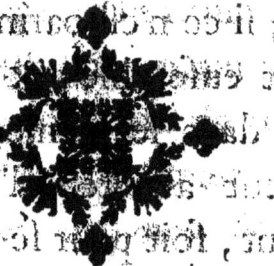

F

CHAPITRE HUITIÈME.

Des Pets affectés & involontaires.

OR le Pet affecté, suivant cette derniére division, ne se passe guéres parmi les honnêtes gens, si ce n'est parmi ceux qui logent ensemble, & qui couchent dans le même lit ; alors on peut affecter d'en lâcher souvent, soit pour se faire rire, soit pour se faire piéce les uns aux autres, & les faire même si dodus & si distincts, qu'il n'y ait personne qui ne les prenne

pour des coups de couleuvri-
nes. On peut encore en fe cou-
vrant l'anus avec fa chemife,
ou pettant & veffant lentement
à travers, s'approcher d'une
chandelle recemment éteinte &
effayer de la rallumer, quoiqu'il arrive fouvent qu'on ne
faffe que la réduire en une pou-
dre ardente qui fe diffippe en
l'air, ou qu'on fe brule le der-
rierre. C'eft encore un amufe-
ment fort joli que de recevoir
une veffe dans fa main, & de
l'approcher du nés de celui
avec lequel on couche pour lui
faire juger du goût ou de l'ef-
péce.

L'autre Pet eft l'involontai-

re ; il se fait sans la participation
de celui qui lui donne l'être,
& arrive ordinairement lorsqu'on est couché sur le dos, ou
qu'on se baisse, ou qu'on fait
de grands éclats de rire, ou
qu'on éprouve de la crainte.
Cette sorte de Pet est excusa-
ble.

CHAPITRE NEUVIÉME.

Des effets des Pets.

APRÈS avoir parlé des causes, il ne nous reste plus qu'à dire quelque chose des effets, & comme ils sont de différente nature, nous les réduirons à deux genres, c. à. d. à celui des bons & des mauvais effets.

Tous Pets bons sont toujours très salutaires par eux-mêmes, en tant que l'homme s'en débarrasse ; & en effet l'évacuation qu'on en fait détourne plusieurs maladies telles que la douleur

hypocondriaque, la fureur, la
colique, les tranchées, la paf-
fion iliaque, &c. Mais lorfqu'ils
font refferrés, qu'ils remontent,
ou qu'ils ne trouvent pas de for-
tie, ils attaquent le cerveau par
la quantité prodigieufe de vapeurs qu'ils y portent ; corrom-
pent l'imagination, rendent
l'homme mélancolique & phré-
nétique & l'accablent de plufieurs autres maladies très-fa-
cheufes. Delà les fluxions qui
fe forment par la diftillation des
fumées de ces météores, fumées
qui defcendent dans les parties
inferieures ; ou, comme les Médecins ne ceffent de nous le
démontrer, elles caufent des

toux & des catharres, &c. Quoi
de plus? on est incapable de toute application, & l'étude & le
travail rebuteront toujours. Il
faut donc s'appliquer à se dé-
barrasser au plutôt de toute envie de péter, & de tous vents
tranchans, & au risque de faire
tapage il vaut beaucoup mieux
les lâcher que de s'exposer à
s'incommoder.

EDIT

DE L'EMPEREUR CLAUDE

Sur les Pets.

C'EST par cette considéra-
tion que l'Empereur Claude,
nommé ainsi par antiphrase du
mot *Claudere*, *boitter*, comme
ne boittant point du tout (Empereur qu'on n'a jamais pû trop
loüer), fit publier un édit, par
lequel il pardonnoit à ceux qui
laiffoient échapper des Pets ou
des veffes au milieu d'un repas.
Cet empereur trois fois grand,
qui ne fongeoit qu'à la fanté de
fes

ſes ſujets , avoit été informé
que quelques-uns d'eux avoient
pouſſé la civilité juſqu'au point
d'aimer mieux créver que de péter ; c. à. d. qu'ils avoient pré-
féré la mort à la moindre incongruité , & qu'ils avoient tellement été tourmentés de la paſ-
ſion iliaque & des coliques les
plus violentes , qu'ils s'étoient
laiſſés périr , ainſi que le rap-
portent Suetone , Dion , & d'autres hiſtoriens. C'eſt pourquoi ,
je ſoutiens d'après eux qu'on
devroit remettre dans le Code
cette conſtitution , qui , ſelon
Cujas , y étoit autrefois comme
bien d'autres qu'on en a retran-
chées. Effectivement , il n'y a

pas sujet de soutenir *mordicus*
que cette constitution répugne
à la bienséance, étant facile de
prouver le contraire par l'exemple de la Philosophie la plus
épurée, je veux dire celle des
Stoïciens, que Ciceron lui même & les plus excellens philosophes ont toujours préférée à
celle de toutes les autres sectes
qui ont traité de la félicité de la
vie humain.

Or ces Philosophes, parmi
les préceptes salutaires de la vie,
ont soutenu que les *Rots* & les
Pets devoient non seulement
être libres; mais ils en ont encore convaincu leurs adversai-
res par des argumens sans répli-

que , que Ciceron rapporte &
foutient vivement dans fa 9ᵉ.
Epit. fam. 174. à Pœte , encore
que dans fes offices il foit d'avis
contraire & qu'il retombe dans
l'héréfie , je ne fçais par quelle
fauffe apparence d'honneteté ,
& qu'on life entr'autres bons
confeils *qu'il faut faire & fe con-*
duire en tout felon que la nature
l'exige ; il eft donc inutile de
nous repréfenter ici avec em-
phafe les loix de la pudeur, qui ,
encore qu'elle exige quelques
égards , ne doit cependant pas
en cette occafion l'emporter
fur la fanté & fur la vie. Mais
fi quelqu'un en eft tellement
efclave qu'il n'en puiffe fecouer

G ij

la chaine , nous ne pouvons
lui conseiller rien de mieux
que de dissimuler son Pet , soit
en en rejettant l'incongruité
sur son chien , soit en touffant ,
soit en crachant bien fort , ou
en faisant quelque bruit équi-
valent. C'est en ces occasions
qu'on peut pratiquer un moyen
dont on a reconnu tout l'avan-
tage , c. à. d. la compreffion des
feffes , & en même tems le ref-
ferrement du grand mufcle de
l'anus : mais hélas ! qu'une pareille fineffe fait payer chére-
ment à l'odorat ce qu'elle épar-
gne aux oreilles : on tombe dans
le cas des Vers fuivans , écou-
tez-les :

Je suis un invincible Corps ,
Qui de bas lieu tire mon être ,
Et qui n'ose faire connoître ,
Ni qui je suis , ni d'où je sors.

Quand on m'ôte la liberté ,
Pour m'échapper j'use d'adresse
Et deviens femelle traitresse
De mâle que j'aurois été ,

Au reste on donne avis à ceux
ou celles qui voudront pratiquer ce moyen de n'y pas perdre
un instant , & de peter sans re-
lâche , de peur qu'il ne leur arrive ce qu'éprouva Priape (Horace) qui pour n'avoir pas assez ser-
ré les fesses , laissa échapper un
gros Pet ; ou qu'ils n'ayent aus-

fi le même accident qu'Œthon,
qui , au rapport de Martial ,
ayant été fubitement attaqué
de fortes tranchées , & d'une
multitude de vents , falua Ju-
piter en ferrant les feffes , & ve-
nant à fe baiffer profondement
felon la coutume des anciens ,
lâcha 'un Pet qui fit un bruit
épouvantable.

EPIGRAMME.

Multis dum precibus jovem falutat ,
Stans fummos refôpinus ufque in un-
    gues ,
Œthon in Capitolio pepedit.
Riferunt comites. Sed ipfe divûm
Offenfus Genitor , trinoctiali
Affecit domi cœnio clientem.
Poft hoc flagitium mifellus Œthon,

Cum vult in Capitolium venire.
Sellas ante pedit Patrioclianas,
Et pedit deciesque viciesque.
Sed quamvis sibi caverit crepando,
Compressis naribus jovem & salutet,
Turbatus tamen usque & usque pedit
Mox Œthon, deciesque viciesque.

Mart. lib. 12. *Ep.* 78.

On pourroit demander ici avec raison , puisque les Pets font si salutaires , si l'on peut , & même si l'on doit les provoquer par l'art. On repond affirmativement , & que l'on peut se servir de remèdes internes ou externes.

G iiij

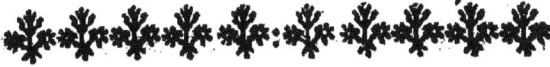

CHAPITRE DIXIÉME.

Remédes pour provoquer les Pets.

LEs internes font l'anis, le fenoüil, les zédoaires & tous les échauffans capables de chaffer les vents.

Les externes, font les clyfteres, les fuppofitoires, &c.

On peut encore ajouter une façon de provoquer les vents, qui quoique ridicule n'en eft pas pour cela à méprifer. C'eft d'imiter les chiens lorfqu'ils piffent, c. à. d. de lever un pied

Cela facilite le mouvement des muscles, les fesses s'élargissent merveilleusement, & l'on pete à son aise & avec grand tapage.

CHAPITRE ONZIÉME.

Des effets malins des Pets.

APRÈS avoir parlé dans le Chapitre neuviéme des effets benins du Pet, il nous reste encore à dire un mot des malins.

Ces effets font les odeurs les plus infectes, ou la puanteur même, les chemises gâtées, & les

culottes où le ventre s'eſt dé-
chargé , &c. Ces accidens ſont
principalement affectés aux Pets
liquides & ſurtout aux muets.
Or les effets benins ſont par eux-
mêmes du genre le plus excellent & communs à toutes les
eſpèces de Pets ; mais les effets
malins ne ſont qu'accidentels.

A ce double effet s'en joint
un autre qui s'en ſépare rare-
ment , & qui garde comme le
milieu entre les deux premiers ;
c'eſt le *rouge* qui monte au viſa-
ge du Peteur & que la honte produit. Cet effet eſt auſſi tantôt benin & tantôt malin. Il en eſt de
lui comme de la Planette de
Mercure , qui étant jointe avec

des planettes favorables, est be-
nigne, & maligne lorfqu'elle eft
en conjonction avec des planettes malignes. Ainfi lorfqu'un
jeune homme rougit après avoir
peté on le blâme, & on louë
au contraire un vieillard à qui
ce malheur arrive.

On n'a point encore défini, fi
de péter en urinant eft un effet
benin ou malin, moi, je le crois
benin & je me fonde fur la vérité de l'axiome

*Mingere cum bombis res eft gratiffima
lumbis.*

En effet piffer fans peter, c'eft
aller à Dieppe fans voir la
mer.

SIGNES

Des effets des Pets.

CEs signes sont Apodictiques, néceſſaires , & probables.

Les *Apodictiques*, ce ſont ceux dont la cauſe étant préſente , démontrent que l'effet ne tardera pas à ſe manifeſter , tels ſont les Raves , les Oignons , &c. lorſqu'on ſe diſpoſe à les manger.

Les *néceſſaires* , ce ſont ceux , qui , lorſqu'un effet s'eſt manifeſté , en font réſulter un ſecond, tels la mauvaiſe odeur , le bruit , le tintammarre &c.

Les Probables, ce font ceux qui ne fe font pas toujours, ni qui ne ferencontrent point dans toutes les efpéces, comme la contraction, le bruit ou l'abboyement du ventre, la toux, & le tintammarre qu'on fait avec les pieds pour empêcher d'être reconnu peteur.

Si quelqu'un obferve exactement toutes ces chofes, il fera en état de profeffer la Gaftrologie, ou de tenir journal & regiftre des Pets qui fe font dans la nature; & il acquerrera l'admiration de l'univers.

PROBLEME.

QU'on me permette avant de
finir de propoſer ici un Problême.

On demande en faveur des
amateurs de Muſique combien
il y a de genres de Pets par rapport à la difference du ſon ?

℞. Soixante & deux. Car,
ſelon Cardan, le derriére produit & forme quatre modes ſimples de Pets ; ſçavoir l'*aigu*, le
grave, le *réfléchi*, & le *libre*. De
ces modes il s'en forme cinquan-
te huit, auxquels ſi on ajoute

les quatres premiers , on aura
dans la prononciation soixante
& deux sons , ou espéces différentes de Pets.

Les compte qui voudra.

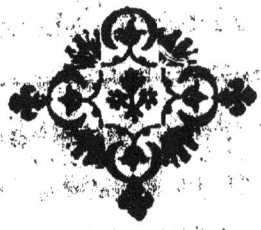

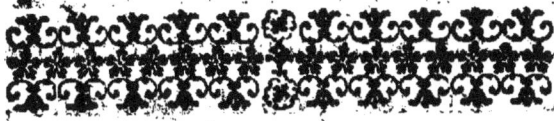

HISTOIRE
DU PRINCE
PET-EN-L'AIR,
ET DE LA REINE
DES AMAZONES.

SUJET DE LA PLANCHE.

IL y avoit 3000 ans que le Roi *Pet-en-l'Air* étoit en guerre avec la Reine des Amazones, au sujet d'un Fort que cette dernière lui demandoit. Les incursions que réciproquement ils

ils faisoient sur leurs terres les chagrinoient beaucoup, & ils en étoient fatigués. Ils résolurent enfin de vuider le différent, & voici les moyens qu'ils prirent.

Il fut délibéré que la Reine envoyeroit une de ses Sujettes la plus vaillante qu'elle jugeroit, & que *Per-en-l'air* choisiroit de son côté le plus courageux des siens pour se battre avec elle, & que celui des deux qui remporteroit la victoire donneroit la possession du Fort à son Maître. Les deux parties nommèrent un expert commun pour juger du combat, & le jour fut marqué.

H

Mais comme les hommes font
des traitres qui prennent plaisir
à mortifier les femmes, *Pet-en-*
l'Air fit une injure fanglante à
la Reine des Amazones dans la
perfonne de l'Héroïne qu'elle
avoit envoyée pour fe battre.

Premiérement, il lui fit re-
fufer l'entrée de la Ville & lui
fit dire d'attendre à la porte.

2°. Il lui envoya fon premier
maître en fait d'Armes, à qui
il ordonna de paroître au Car-
tel feulement avec fon plaftron,
fans épée, & fuivi d'un de fes
Eléves armé d'un fleuret.

3°. Il fit monter fur le Fort
contentieux, au bas duquel de-
voit fe faire le défi, plufieurs

de ſes ſujets , avec ordre d'ôter les Canons des crénaux , & de préſenter à la Députée de la Reine (dès qu'elle paroîtroit) chacun leur derriére. Ce qui fut éxécuté de point en point.

Lors donc que l'Héroïne parut , elle fut très-ſurpriſe de trouver les portes fermées , & de ne voir pour Champions que deux hommes , tels que je viens de le dire ; mais ſon indignation augmenta lorſqu'elle apperçut la nouvelle eſpéce de Canons qu'on lui oppoſoit & qui tiroient comme ils devoient & tant qu'ils pouvoient. Elle en grinça les dents & penſa en éclater.

H ij

Mais comme la prudence des femmes & leur préfence d'efprit les tirent fouvent d'affaire, il lui vint en penfée un expédient qu'elle éxécuta fur le champ.

Elle feignit de ne pas être choquée de la malhonnêteté de *Pet-en-l'Air*, & adreffant la parole au Maître en fait d'Armes, à fon éléve & à l'expert, elle leur parla ainfi.

» Je vois bien mes amis, que
» *Pet-en-l'Air* veut fe divertir
» & qu'il profite du Carnaval
» où nous fommes, pour me
» donner un plat de fon mé-
» tier, mais divertiffons-nous
» auffi, ne nous amufons plus

» à nous regarder en ennemis,
» & perdons l'envie de nous
» battre , puisqu'il paroît qu'il
» n'en est plus question. Voici
» un autre combat que je vous
» offre, ajouta-t-elle : Escrimons
» en pettant , & que celui qui
» pettera le plus galamment &
» le plus joliment, soit reconnu
» le vainqueur de l'autre , Mon-
» sieur l'Expert jugera , & le
» Traité tiendra comme si en
» effet nous nous étions bat-
» tus. Le Maître en fait d'Ar-
» mes fit d'abord quelque dif-
» culté , mais comme l'Ama-
» zône étoit jolie , il se laissa
» persuader. On taupa de part

» & d'autre & la convention
» fut fignée.

L'Expert fe plaça entre les
Parties. Chacun ayant pris fon
férieux , on fit filence , le Maître en fait d'Armes mit bas po-
liment fes culottes & lâcha un
Pet. Ah ! quel pet ! c'étoit peut-
être le plus éfrayant & le plus
peftiféré Pet qui oncques eût
jamais été lâché & entendu.
Son Eléve n'y pût tenir , il
fût obligé pour le faire ceffer
d'appliquer fon fleuret à l'extrêmité du canal par où il étoit
forti , & l'Expert devenant pâ-
le recula dix pas , & alla fe
placer derriére l'Amazône pour

fe mettre à couvert de l'infec-
tion.

L'Héroïne indignée ne mé-
nagea plus rien, elle prit une
fléche & fe préparoit à la lan-
cer à fon adverfaire , quand
elle-même en fit un qui s'épan-
cha gracieufement , & rendit
des fons mélodieux & admira-
bles & fans odeur. L'enthou-
fiafme où entra alors l'Expert
& le cri de joye qu'il pouffa à
la naiffance de ce Pet , tint fuf-
pendu le bras & la fléche de
l'Amazône , & donna le tems
au Maître en fait d'Armes de
prendre la fuite. On entendit
auffitôt une voix dans les airs
qui dit diftinctement. *Ce Pet eft*

un pet de Pucelle. Expert écri-
le afin qu'on s'en souvienne. Il
traça dans l'in tant sur la terre
le chiffre 1 & dit avec un grand
éclas *Voilà donc le premier.*
L'assemblée se sépara & l'Ama-
zone reprit le chemin de son
pays.

Bacon d'Au ne tarda point
à être informé de l'avanture,
il se repentit de son imprati-
ence, mais il n'étoit plus tems,
L'héroïne avoit rendu compte
à la Reine de cette insulte, &
vingt Rois se tromperoient avoient
été préfens au récit qu'elle en
avoit fait. Ils furent si charmés,
qu'ils se joindirent aux Amazones aux Amazones, & chaf-

 férent

férent *Pet-en-l'Air* de ses Etats.
Ils en revêtirent la Reine &
après avoir fait remplir de poix
les calibres insolens qui avoient
paru sur les Creneaux, ils les
condamnèrent à vuider toutes
les fosses des Commodités de
cette partie du monde qu'ha-
bitent les Amazones, & c'est
de leurs enfans que nous avons
des Vuidangeurs en France.

I

CONCLUSION.

MAIS pour ne laisser rien à desirer sur l'Art de peter, nous avons jugé à propos de donner ici une liste de quelques Pets, que nous n'avons point insérés dans le courant de l'Ouvrage : on ne sçauroit prévoir tout, principalement dans une matière peu battuë ; ce n'a été qu'après des Mémoires qu'on vient de nous envoyer récemment, que nous avons écrit ce qui suit. Nous commencerons donc, pour faire honneur à la province, par les Pets Provinciaux.

I

Les Pets de Prouince.

On nous affure, & cela par
gens qui en ont l'expérience, que
ces Pets ne font pas fi falfifiés
que ceux de Paris où l'on rafine
fur tout. On ne les fert pas avec
tant d'étalage ; mais ils font na-
turels & ont un petit goût fa-
lin, femblable à celui des hui-
tres vertes ; ils reveillent agréa-
blement l'appetit.

Pets de ménage.

Nous apprenons d'après les
remarques d'une grande ména-
gére de Peterfbourg , que ces
fortes de Pets font d'un goût

excellent dans leur primeur , &
que quand ils font chauds , on
les croque avec plaifir ; mais
que dès qu'ils font raffis , ils per-
dent leur faveur & reffemblent
aux pillules qu'on ne prend que
pour le befoin.

Pets de Pucelle.

ON écrit de l'Ifle des Ama-
zônes que les Pets qu'on y fait
font d'un goût délicieux & fort
recherché. On dit qu'il n'y a
qu'en ce pays où on en trouve ;
mais on n'en croit rien : toute-
fois on avoue qu'ils font extrêmement rares.

Pets de Maître en fait d'Armes.

Les Lettres du Camp près Constantinople marquent, que les Pets des Maîtres en fait d'Armes font terribles, & qu'il ne fait pas bon de les fentir de trop près, & comme ils font toujours plaftronnés, on dit qu'il ne faut les approcher que le fleuret à la main.

Pets de Demoifelle.

Ce font des mets exquis, furtout dans les grandes villes, où on les prend pour du croquet à la fleur d'Orange.

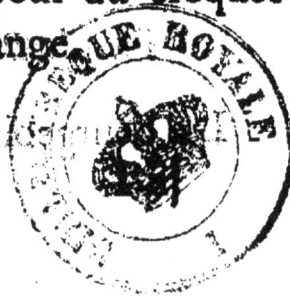

Pets de jeunes Filles.

QUAND ils font murs ils ont un petit goût de Revafy qui flatte les véritables connoiffeurs.

Pets de Femmes mariées.

ON auroit bien un long mémoire à tranfcrire fur ces Pets, mais on fe contentera de la conclufion de l'Auteur & l'on dira d'après lui, » qu'ils n'ont de » goût que pour les amans & » que les maris n'en font pas » d'ordinaire grand cas «.

Pets de Bourgeoife.

LA bourgeoifie de Roüen &

celle de Caën nous ont envoyé
une longue adreſſe en forme de
diſſertation ſur la nature des
Pets de leurs femmes, nous vou-
drions bien ſatisfaire l'une &
l'autre ; mais nous ne pouvons
pas mieux décider qu'en leur aſ-
ſurant que le Pet de bourgeoiſe
eſt d'un aſſez bon fumet lorſqu'il eſt bien dodu & proprement accommodé & qu'on peut
très bien s'en contenter faute
d'autres.

Pets de Payſannes.

Pour répondre à certains
mauvais plaiſans qui ont perdu
de réputation les Pets de Pay-
ſannes, on écrit des environs

d'Orléans qu'ils sont très beaux
& très bien faits ; quoiqu'accom-
dés à la vilageoise, qu'ils sont
encore de fort bon goût, & l'on
assure les voyageurs que c'est un
véritable morceau pour ceux
qu'ils pourront les avaler en
toute sureté comme des gobets
à la courte-queue.

Pets de Bergeres.

LES Bergeres de la vallée de
Tempé en Thessalie nous donnent avis que leurs Pets ont le
véritable fumet du Pet, & qu'ils sentent le sauvageon parce qu'ils sont produits dans un
terrein où il ne croît que des
aromates,

aromates, comme le Serpolet, la Marjolaine, &c. & qu'elles entendent qu'on distingue leurs Pets d'avec ceux des autres bergeres qui prennent naissance dans un terroir inculte. La marque distinctive qu'elles enseignent pour les reconnoître & n'y pas être trompé, c'est de faire ce que l'on fait aux lapins pour être sûr s'ils sont de garenne, c'est de leur flairer au moule comme aux hannetons, & on

Pets de Vieilles.

LE commerce de ces Pets est si désagréable, qu'on ne trouve point de marchand pour les négocier. On ne prétend pas pour cela empêcher personne d'y met-

K

tre le nez ; le commerce eft libre.

Pets de Boulangers.

VOICI une petite notte que nous avons reçue à ce fujet d'un maître Boulanger du Havre. » L'effort, dit-il, que l'ou-» vrier fait en faifant fa pâte, le » ventre ferré contre le pétrin, » rend les Pets diphtongues ; » ils fe tiennent quelquefois » comme des hannetons, & on » pourroit en avaler une dou-» zaine tout d'une tire. » Cette remarque eft des plus fçavantes, & de fort bonne digeftion.

Pets de Potier de Terre.

QUOIQU'ILS foient fait au-
tour, ils n'en font pas meilleurs,
ils font fales, puans & adhé-
rens aux doigts ; on ne peut les
toucher crainte de s'emberner.

Pets de Tailleur.

ILS font de bonne taille, &
ont un goût de prunes ; mais
les noyaux en font à craindre.

Pets de Lays.

ON en trouve d'affez drôles ;
leur goût eft affez appetiffant, ils
crient toujours famine en lan-
gue Allemande ; mais prenez y
garde, il y a bien de l'alliage ;

fi vous ne trouvez pas mieux, prenez les au poinçon de *Paris.*

Pets de Cocus.

Il y en a de deux fortes. Les uns font doux, affables, mous, &c. Ce font les Pets des Cocus volontaires, ils ne font pas malfaifans. Les autres font brufques, fans raifon & furieux ; il faut s'en donner de garde ; ils reffemblent au limaçon qui ne fort de fa coquille que les cornes les premières. *Ferum habent infitum,*

Lui ne s'en ébranle.

www.ingramcontent.com/pod-product-compliance
Lightning Source LLC
Chambersburg PA
CBHW071511200326
41519CB00019B/5906